DES

TROUBLES PSYCHIQUES TERMINAUX

CHEZ LES PHTHISIQUES

PAR

Aimé BEAUDIER,

Docteur en médecine de la Faculté de Paris,

Médecin-stagiaire au Val-de-Grâce.

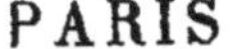

PARIS

A. PARENT IMPRIMEUR DE LA FACULTÉ DE MEDECINE

31, RUE MONSIEUR-LE-PRINCE, 31

1879

DES

TROUBLES PSYCHIQUES TERMINAUX

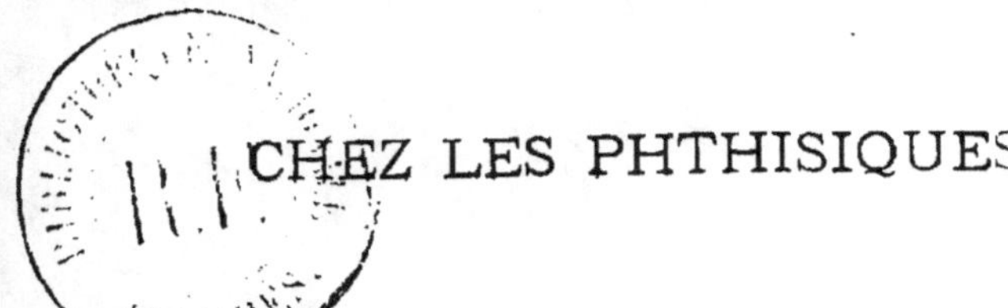

CHEZ LES PHTHISIQUES

PAR

Aimé BEAUDIER,

Docteur en médecine de la Faculté de Paris.
Médecin-stagiaire au Val-de-Grâce.

PARIS
A. PARENT IMPRIMEUR DE LA FACULTÉ DE MEDECINE
31, RUE MONSIEUR-LE-PRINCE, 31

1879

A MA GRAND'MÈRE

A MON PÈRE

A MA MERE

A MA SŒUR

A M. CLAUSSET
Chef d'escadron d'état-major,
Officier de la Légion d'honneur.

A MES PARENTS

A MES AMIS

A mon président de thèse :

M. LE PROFESSEUR PETER

DES

TROUBLES PSYCHIQUES TERMINAUX

CHEZ LES PHTHISIQUES

AVANT-PROPOS.

Nous avons eu la bonne fortune d'observer dans le service de M. le professeur Peter, à la Pitié, un cas de manie survenant à la période ultime de la phthisie pulmonaire chronique. En présence d'un cas relativement assez rare, notre savant maître nous suggéra l'idée d'en prendre l'observation pour en faire le sujet de notre thèse inaugurale.

Après avoir réuni quelques autres observations, nous avons abordé notre tâche, en essayant de montrer l'importance et l'intensité de ces accidents terminaux, bien différents des autres troubles intellectuels qu'on rencontre assez fréquemment au début, ou même dans le cours de la phthisie.

Quelques-uns de nos devanciers ont déjà parlé des troubles psychiques qui accompagnent les autres signes pulmonaires, mais sans insister d'une manière spéciale sur ceux qui éclatent subitement quelque temps avant la mort.

Nous avons essayé, selon la limite de nos moyens, de combler cette lacune, heureux si ce travail peut recevoir de nos juges un accueil bienveillant.

DIVISION DU SUJET.

Notre division est simple : dans un premier chapitre, nous parlerons brièvement de l'historique de la question ; le deuxième sera consacré à la symptomatologie et à l'étude clinique ; dans le troisième nous parlerons de l'étiologie et de la pathogénie de ces accidents ; et enfin notre quatrième chapitre sera réservé aux conclusions.

Mais avant de commencer, qu'il nous soit permis d'adresser ici à M. le professeur Peter nos remercîments très-sincères et l'expression de notre profonde gratitude.

HISTORIQUE.

Depuis les temps les plus reculés, on avait reconnu qu'il existait certaines relations entre les maladies des poumons et celles de l'encéphale. Hippocrate disait déjà que la phthisie était due, dans un grand nombre de cas, à la descente aux poumons du phlegma cérébral, et que réciproquement, certains troubles cérébraux apparaissaient subitement dans la phthisie pulmonaire. Ces idées eurent cours dans la science jusqu'au commencement de ce siècle, où Lynch encore voyait, dans lo folie des phthisiques, une action de la métastase.

Rush, Vichelhausen, Jos. Franck, Southey, Georget étaient également frappés de l'alternance des signes de la phthisie avec les manifestations cérébrales. Sc. Pinel, en 1819, fut un des premiers qui citèrent la phthisie au nombre des causes de la folie. Morel (1), Simon (2), Clouston (3), se sont également occupés de ce sujet. Griesinger (4), dans son traité des maladies mentales, tait de la phthisie une cause physique de la

(1) Traité des maladies mentales. Paris, 1860).

(2) Simon. Tuberkulose und Geiteskrankeit in Berlin. Vochenschr, n° 5 et 6, 1866.

(3) Clouston. Tuberculosis and insanity in Journ. of mental science. April, 1363.

(4) Griesinger. Traité des maladies mentales, traduit par Doumic. Paris, 1865.

folie. C'est ainsi qu'il mentionne, en particulier, la folie qui se présente sous forme d'accès maniaques, dans une période avancée de la phthisie pulmonaire. Léopold (1) (1850) cite également trois cas de manie, survenus comme complications ultimes de la maladie. Enfin, dans ses leçons de clinique, M. Peter a tout particulièrement insisté sur la manie terminale chez les phthisiques, et dans l'*Union Médicale* de novembre 1877, il en a publié plusieurs observations que nous aurons l'occasion de rapporter.

SYMPTOMATOLOGIE ET ETUDE CLINIQUE.

Les troubles psychiques qu'on rencontre dans le cours de la phthisie sont fréquents, mais différent suivant qu'ils apparaissent au commencement ou à la fin de la maladie. D'une manière générale, les troubles intellectuels du début ont une intensité beaucoup moindre que ceux dont nous nous occupons, et consistent notamment : en accès de tristesse ou de mélancolie nés sous l'influence des appréhensions des malades, au sujet de leur maladie, dont ils ne cessent de s'occuper. Ces troubles peuvent être passagers, et n'être que des bizarreries qui passent complétement inaperçues. Plus tard, ces malades se font des illu-

(1) Virkung der Phthisis auf den Geist in Casper's Vochenschr. fur die Gesam. Heilk., n° 10, 1850.

sions sur leur position, et c'est au moment où le péril devient le plus pressant, qu'ils font des projets de voyage ou de modifications dans leur existence.

Quant aux troubles psychiques terminaux, ils revêtent un caractère de gravité remarquable et apparaissent le plus souvent brusquement, sans que rien auparavant ait pu les faire soupçonner. Quelquefois cependant, ils ne sont que la continuation des troubles de l'intelligence du début de l'affection, qui se sont seulement aggravés quelque temps avant le terme fatal. Ces accidents consistent en accès de manie aiguë ou de délire, non pas de délire fébrile congestif, mais de délire continu, pouvant être considéré comme symptôme essentiel de la folie.

Quant à la forme, rien ne permet d'assigner à la folie des phthisiques un caractère particulier : tantôt la folie revêt la forme mélancolique ou dépressive (c'est là le cas le plus fréquent); tantôt il y a de la manie avec exaltation cérébrale, l'un aura de la tendance homicide, un autre du délire érotique ou du délire des persécutions; tel sera tranquille dans sa folie, tel autre au contraire deviendra furieux, au point que la camisole de force deviendra nécessaire. Enfin, on en a vu arriver à la dernière période de la phthisie et être atteints ou du délire gai, loquace, ou bien du délire des grandeurs, tel qu'on le rencontre au début de la paralysie générale. En un mot, on ne peut attribuer aucune forme particulière à la manie terminale des phthisiques, et pour confirmer cette assertion, nous devons en faire l'étude clinique et citer les quelques observations que nous avons pu réunir.

Obs. I (personnelle). — La nommée Brière (Adélaïde), âgée de 29 ans, est entrée à l'hôpital de la Pitié, le 26 novembre 1878, où elle est couchée au n° 20 de la salle Sainte-Claire, dans le service de M. le professeur Peter.

Les antécédents morbides héréditaires sont nuls. Elle n'a jamais eu de parents morts phthisiques, et surtout, chose importante pour nous, elle n'a jamais eu d'aliénés dans sa famille.

Jamais elle n'a eu ni maladies, ni antécédents morbides antérieurs, si ce n'est une chûte qu'elle fit il y a sept ans et qui provoqua une métrorrhagie consécutive. — Il y a neuf ans, elle accoucha d'une petite fille qui est encore actuellement à sa charge. Au mois de mai dernier, la malade a commencé à tousser. En septembre, la toux avait beaucoup augmenté et était accompagnée de crachats sanguinolents. A cette époque, elle eut des sueurs nocturnes profuses et commença à maigrir beaucoup. Cette émaciation avec perte de forces, sa toux, sa fièvre, en un mot, son état général la forcèrent de cesser son travail et d'entrer à l'hôpital.

Actuellement, elle se présente à nous dans un état typhique très-prononcé. Elle est couverte de sueurs, la peau est blanche, les muqueuses sont décolorées, les lèvres fuligineuses et l'émaciation est très-accusée. T. 40°.

Elle n'a pas eu de vomissements, pas de céphalalgie, n'a pas de strabisme, pas de dilatation des pupilles, en un mot, aucun signe de méningite.

A l'examen de cette malade, nous fûmes frappé dès le début de l'hésitation qu'elle mettait dans ses réponses, et de l'incohérence de ses idées pendant notre interrogatoire. Quand M. Peter arriva, elle lui raconta, en pleurant, qu'on s'était moqué d'elle, et qu'on lui voulait du mal. Puis, s'animant de plus en plus, elle raconte qu'elle avait été soumise à de nombreuses vexations dans l'emploi de domestique qu'elle occupait auparavant; ajoutant : « qu'on jouait du « violon pour la persécuter, qu'on l'avait séquestrée, « afin qu'elle ne pût voir personne, et que même elle « avait été obligée de rester deux mois sans se laver. » M. Peter nous fit remarquer l'exaltation de cette femme qui, de pâle qu'elle était auparavant, était devenue très-colorée, exaltation qui reconnaissait pour cause un véritable délire des persécutions.

L'examen de la poitrine nous fit découvrir, à la percussion, de la matité aux deux sommets, en avant et en arrière.

A l'auscultation, on reconnaît les signes stéthoscopiques de cavernes caractérisés par du soufle et de gros râles muqueux, s'étendant également en avant et en arrière, mais surtout à gauche. — Pneumogastriques très-douloureux des deux côtés.

27. Temp. Axill. 39°.7 P. 140.

28 matin. P. 144, Soir 148. Temp. Axill. 40,2.

29. Les renseignements que nous avons pu nous

procurer nous ont appris que la malade avait perdu sa mère à la suite d'un accident; que la perte de sa petite fortune l'avait contrainte à se placer pour gagner sa vie; et de plus, que son mari avait été emprisonné : toutes émotions morales qui ne contribuent pas pour une faible part à l'explosion de sa manie. Nous avons pu nous convaincre également qu'il n'y avait rien de vrai dans les prétendues persécutions dont elle se disait victime. Elle était, au dire de ses parents, d'un caractère difficile et irritable, mais jamais auparavant elle n'avait présenté des traces d'aliénation mentale.

Matin : P. 124. Temp. Axill. 39,4.

Soir : P. 136. Temp. Axill. 40,4.

30. A eu du délire pendant la nuit, de la diarrhée et des vomissements. — Pouls irrégulier.

Matin : Temp. Axill. 39,2. — P. 150.

Soir : Temp. Axill. 40°. — 144.

Pas de pouls veineux, langue trémulante signe de son état typhique.

1er décembre. — Matin : P. 120. — Temp. Axill. 39°.

Soir : P. 150. — Temp. Axill. 40,2.

2 Décembre. Est très-affaiblie, mange très-peu. — Son état typhique s'accentue davantage. — Quant à son état mental, il est toujours le même. — Elle divague sans cesse, mais revient cependant toujours à cette idée qu'elle n'est entourée que d'ennemis. C'est ainsi qu'elle raconte n'avoir vu hier que sa sœur, tandis que d'autres personnes de connaissance, qui

Pitié le 29 9bre
1781

Je déclare que le sieur
Rivière de Vincennes
m'a séquestrée laissée
mourir de besoin dans
la salle la plus g[illegible]
[illegible] le mois 9bre
les voisins qui descendaient je
les appelais mais soit que ma
voix soit trop faible ou qu'ils ne
voulaient pas répondre les personnes
me laissaient dans la maison
dans le mois [illegible] a été
3 fois couchée sur un sommier
dont les ressorts étaient brisés
je n'ai pas changé de linge
dans les 2 mois il ne [illegible]

l'accompagnaient, ne sont pas venues la visiter par suite lui veulent du mal.

P. 128. — Temp. Axill. 39,9.

3. Matin P. 116. — Temp. Axill. 39,5.

Soir P. 138. — Temp. Axill. 40,2.

4. Moins de forces, temp. 39°. — Pouls moins fréquent, pas de pouls veineux. — Se prétend toujours persécutée. — Cet état mental est donc bien caractérisé par de la manie véritable, avec délire des persécutions, mais délire doux et tranquille ; car cette femme n'entre dans ses divagations que quand on lui parle de son entourage et de son ancienne profession. Elle a même l'air d'avoir confiance en la guérison, puisque, dit-elle, « on me donne des médicaments. »

5. Sueurs profuses. — Tousse beaucoup. — Oppression intense. — On lui fait des injections de feuilles de noyer contre ses flueurs blanches.

6. N'a pas dormi. Ne veut plus ses injections qu'elle avait cependant demandées avec instance, car elle prétend être mouillée à la suite de leur application.

Ce jour-là, M. Peter découvre la lettre par elle écrite, dont nous publions ci-contre l'autographe et qui, à elle seule, suffit pour établir la manie de cette femme.

Le 10. Hier elle a eu de la rétention d'urine spasmodique qui a nécessité l'emploi de la sonde.

Le 13. Se plaint de constipation. Sa faiblesse et sa maigreur sont de plus en plus manifestes.

Le 16. Plus affaissée encore. Elle tombe dans un état d'apathie intellectuel profond. Elle a des vomissements qu'on combat à l'aide de vésicatoires placés au creux de l'estomac.

Le 17. Outre son délire qui a persisté jusqu'à la fin, elle a des hallucinations de la vue; elle se rappelle son père qu'elle voit même passer dans la salle et avec lequel elle s'entretient.

Meurt à 10 heures du soir.

Autopsie faite le 19 décembre. — A l'examen des organes, on trouve :

Cerveau. — Anémie générale de l'organe. Suffusion séreuse des méninges sans méningite tuberculeuse. Pas de granulations à la base. Peu de liquide dans les ventricules. Pas de traces de ramollissement ni d'aucune lésion de l'encéphale. La pie-mère est très-friable.

Les *poumons* ne représentent plus qu'un amas de granulations tuberculeuses, dont quelques-unes sont encore en crudité, mais dont la plus grande partie est ramollie et même fondue en laissant à sa place des cavernes de toutes dimensions, disséminées dans toute la hauteur des deux poumons.

Les *reins* ont subi une anémie générale caractérisée par une décoloration complète des organes.

Le *foie* est gras et hypertrophié.

Le *cœur* est également gras et petit. Les quelques fibres musculaires qui restent intactes sont décolorées.

En résumé, nous pouvons conclure que cette femme est morte phthisique, présentant des troubles cérébraux caractérisés par de la manie et du délire des persécutions, avec ce raisonnement et cette logique particulière aux aliénés.

Dans les observations publiées déjà par M. Peter dans l'*Union médicale* de novembre 1873, nous verrons également que les trois phthisiques dont il parle ont succombé avec des phénomènes de manie aiguë apparaissant comme signes précurseurs de leur mort prochaine.

Obs. II (publiée par M. le professeur Peter). — X..., âgé de 28 ans, avait eu de violentes hémoptysies au début de la maladie qui avait marché rapidement. Quand M. le professeur Peter le vit, il était en proie à un très-violent accès de suffocation, sans phthisie laryngée ni œdème de la glotte. L'accès dura toute une nuit et fut suivi d'un sommeil tranquille. Mais ce qui était pis, c'était la manie dont il était atteint déjà depuis la veille des accidents laryngés. Le malade, qui revenait d'un long voyage, raconte que pendant tout le trajet il n'avait eu qu'un seul souci, celui de perdre « son fondement ». Il se demandait comment il pourrait faire pour aller à la selle. Durant le voyage, ce malheureux avait divagué sur ce sujet.

Le lendemain des accidents laryngés, la folie était revenue s'exerçant sur toutes espèces de sujets, mais avec préférence sur des sujets obscènes. « Il chantait des chansons immondes, poursuivant sa femme de gestes érotiques et ne se préoccupant nullement de l'état de sa santé. Tout lui était devenu prétexte à illusion.

Les Amours du plafond lui rappelaient un petit enfant qu'il avait perdu, et il leur adressait la parole comme à « son fils »; une voiture chargée de ferrailles retentissantes qui passait dans la rue devenait pour lui une armée en marche avec ses clairons et ses tambours. D'autres fois, c'étaient de véritables hallucinations de la nature la plus naïve. « Il m'aimait bien et causait familièrement avec moi; je le ramenais à la réalité des choses; puis, tout à coup, le voilà qui s'échappait de nouveau sur la tangente de la déraison.

Il n'y avait pas là de délire sans suite, incohérent; mais une profonde aberration; le malade raillait spirituellement son entourage avec lequel il conversait sans relâche; il reconnaissait parents et amis, mais se fâchait jusqu'à les provoquer en duel s'ils essayaient de le convaincre de son erreur.

Les professeurs Axenfeld et Lasègue, successivement appelés en consultation, reconnurent comme moi une attaque d'aliénation mentale apyrétique survenue au cours de la phthisie pulmonaire, et non du délire fébrile symptomatique d'une affection cérébrale.

Cependant les lésions pulmonaires suivaient leur cours, et le malade finit par en mourir, le 4 juin, un mois environ après le début de sa folie qui persista jusqu'à la fin. »

Cette observation nous montre un cas de manie terminale différent de celui de l'observation I où la malade n'avait présenté qu'une seule idée fixe vers laquelle elle se plaisait à revenir sans cesse, à savoir :

les persécutions dont elle se disait victime; tandis que pour le malade de notre observation II, tout était prétexte à illusion et servait de sujet à ses divagations.

Obs. III. — Il s'agit d'un malade entré au service de M. Peter, salle Saint-Antoine, le 11 octobre 1873, dont la folie éclata vingt jours avant la mort.

Sans antécédents héréditaires, il s'était rendu phthisique en dissipant son patrimoine par le jeu, le vin et les femmes. Pauvre, il ne s'était pas amendé, mais cherchait dans l'eau-de-vie une ivresse moins coûteuse et plus rapide. Dans les premiers jours de novembre, il se plaignit de ressentir une douleur anale. A l'examen, on découvrit un abcès de la marge de l'anus en voie de formation. Trois jours après, l'incision de cet abcès donna écoulement à une quantité de pus relativement considérable. Quelques jours après, le malade se plaignit d'éprouver une sensation singulière, il lui semblait que « son fondement » lui échappait et qu'il sortait par l'anus un long boyau. Le lendemain, mêmes plaintes; « il perdait des boyaux des boyaux pleins d'eau, dont les uns crevaient au dehors, dont les autres rentraient dans le corps. » Il faisait devant M. Peter le simulacre de les dérouler. Ce jour-là également il se lamentait d'être couvert de vermine; il lui sortait des vers de tous les points du corps; il voulait être changé à chaque instant et rejetait sa chemise au milieu de la salle « parce qu'elle était pleine de vermine ».

Cette monomanie, qui persista pendant quelques jours, alterna avec une autre. L'idée de sa fortune perdue lui fit penser qu'on lui devait de l'argent; il se levait alors et voulait partir pour aller le chercher. Enfin la sensation de son oppression lui fit croire qu'on voulait l'étrangler. Cette nouvelle conception délirante persista jusqu'à la fin. Il se réveillait en sursaut par le fait de sa dyspnée et criait : « Au secours!!! », ajoutant, d'un ton lamentable, qu'on en voulait à ses jours. Finalement il mourut le 1er décembre après vingt jours de folie et par suite de l'aggravation constante de la phthisie.

Obs. IV. — *Phthisie pulmonaire très-avancée. Accès de manie.* — Un jeune homme, arrivé à l'âge de 22 ans, avait eu de fréquentes épistaxis et des hémoptysies. Il avait été épuisé par des saignées souvent répétées, et son caractère était bizarre, morose, triste et fantasque. L'absence de sommeil et une excitation particulière furent les symptômes précurseurs d'un violent accès de manie pour lequel on le transporta à l'hôpital de Siegbourg ou il mourut dans le marasme et le délire (1).

Obs. V (communiquée par M. Coindreau externe dans le service de M. le professeur Ball). — Le nommé Maitrehanche (Eugène), âgé de 29 ans, est

(1) Jacobi Die Haupformen der Seelenstörungen in irher Beziehung Zur Heilkunde. Obs. 26. Leipzig, 1844.

entré le 30 janvier 1879 à l'hôpital Laënnec, salle Sainte-Julie, lit n° 14, sortant de l'hôpital de la Pitié (service de M. le Dr Gallard) où il était entré le 15 janvier.

A son interrogatoire, il donne des renseignements assez vagues et souvent contradictoires. Toutefois, on peut apprendre qu'il a été dragon et réformé pour une fracture du coude qui lui a laissé le bras droit un peu fléchi et déformé. Ses antécédents héréditaires sont inconnus. Pour lui, il tousse depuis longtemps; déjà, lorsqu'il était au service, il a eu des hémoptysies, mais ne peut rien préciser à ce sujet, car il se contredit à tout moment.

Etat actuel. — Emaciation profonde. Fièvre continue. Toux fréquente et caverneuse. Crachats nummulaires caractéristiques, abondants.

La percussion donne de la matité des deux côtés, en avant, mais plus étendue du côté droit. En arrière : matité à droite, submatité à gauche.

A l'auscultation : râles caverneux en avant et à gauche. A droite : gargouillement, souffle amphorique très-intense; à ce niveau on obtient très-nettement le bruit de pot fêlé. Dans le reste des deux poumons, on entend quelques râles sous-crépitants disséminés et des râles sibilants, indices de la bronchite concomitante.

Nous avons donc ici les signes d'une tuberculose au dernier degré et n'offrant rien de particulier. Il n'en est pas de même de l'état mental du malade; il est en effet complètement devenu fou. Sa manie, dégoûtante en vérité, consiste à déposer ses excréments dans son lit et à les mélanger avec ses aliments. Si on lui fait des remontrances à ce sujet, il se met immédiatement à pleurer en faisant de grandes promesses de ne plus recommencer, ce qui ne l'empêche pas de le faire à la première occasion.

Malgré son état de faiblesse, il se lève encore et marche bien, ce qui n'est pas en rapport avec le degré de son affection et tient à une excitation factice. Une fois levé, si on l'envoie au cabinet, il n'en fait rien et revient se coucher pour se livrer à sa distraction favorite.

En outre, ce malade présente des symptômes de mélancolie avec délire des persécutions. Il raconte à qui veut bien l'écouter qu'étant marié, son beau-père lui voulait du mal, l'avait pris en haine et s'était entendu avec sa femme pour vendre ses meubles un jour qu'il était sorti; puis qu'elle l'a quitté pour rejoindre un soldat en Afrique. D'autres fois il varie, et alors ce n'est plus pour le même motif que sa femme l'a abandonné, mais à cause de ses habitudes de saleté. Or ceci est faux, car la manie n'a commencé que deux jours avant d'entrer à l'hôpital Laënnec, d'après les renseignements fournis par les malades qui étaient avec lui à la Pitié.

Personne n'étant venu le voir, il a été impossible de savoir ce qu'il pouvait y avoir de vrai dans son histoire; mais néanmoins il est fort probable que ce malade a dû avoir quelque chagrin de famille.

En présence de ce délire mélancolique et de cette

perversion de l'intelligence, M. le professeur Ball expliqua que cet homme était fou et que son aliénation mentale représentait bien un cas de manie terminale, survenant comme phénomène ultime de la phthisie.

Les mêmes symptômes continuèrent jusqu'au 10 février sans présenter aucun caractère particulier. Le malade ne mangeait alors presque rien, tout en se plaignant qu'on ne lui donnait pas assez de nourriture. De plus, il avait une forte diarrhée et une expectoration abondante.

Le 11 février, à 7 heures, quand la surveillante de la salle vint lui porter ses médicaments, il était mort sans avoir fait aucun geste ni proféré aucune parole, au point que son voisin de lit ne s'en était même pas aperçu.

L'autopsie n'a pu être faite, mais il est probable qu'elle n'eût rien présenté du côté des méninges ou de l'encéphale, car le malade n'avait jamais offert aucun signe de méningite ou d'encéphalite et les organes des sens étaient tout à fait intacts.

Les deux observations suivantes montrent un autre genre de folie caractérisée par du délire des grandeurs. Elles ont été fournies par Simon (1) et résumées dans la thèse de Le Mat (1875), où nous les avons trouvées.

(1) Tuberkulose und Geiteskrankheit in Berlin. Klin. Vochensch.

Obs. VI. — Homme de 21 ans, présentant une infiltration tuberculeuse intense des deux sommets et fièvre violente. A toujours été calme et lucide. Un jour, il divague subitement et prétend avoir gagné 6000 thalers, il prétend avoir vu des anges ; il dit que tout croît dans ses doigts. Il continue à murmurer indistinctement jusqu'à la mort qui arrive rapidement.

A l'autopsie, pas de lésion cérébrale.

Obs. VII. — Homme de 17 ans, entré le 25 août 1862 à l'hôpital d'aliénés, présente les signes d'une tuberculose pulmonaire au début. Il est en proie à une profonde mélancolie ; parfois symptômes d'excitation et troubles vésaniques. Après des hémoptysies répétées vers la fin de la vie, troubles croissants de l'intelligence. Délire des grandeurs. Mort le 7 décembre 1862.

Autopsie : Bronchectasie dans le poumon gauche. Poumon droit adhérent, infiltré de tubercules, renfermant une foule de cavernes du volume d'une noisette. Point de lésion de l'encéphale.

L'observation suivante, due à Robbelen (1) et publiée dans la thèse de Hahn (2), est un très-bel exemple de manie aiguë terminale chez une femme phthisique à la dernière période.

(1) Röbbelen. Maine In Letzten stadium der Lungenschwindsucht in Deutsch Klin. Bd, XV, p. 266, 1863.

(2) Hahn. Thèse de Paris, 1874.

Obs. VIII. — D..., femme mariée, âgée de 42 ans, appartenant à une bonne famille d'artisans, gardait le lit depuis huit mois, atteinte de phthisie pulmonaire chronique. La malade en était à sa troisième période ; il n'y avait plus d'espoir. A tout instant, on pouvait craindre la mort par suffocation, en présence de l'apparition des signes précurseurs de l'issue fatale, aphthes dans la bouche, gonflement des pieds, diarrhée colliquative, sueurs matinales, extrême émaciation et lassitude inouïe.

Le dénouement fut cependant précédé par une scène terrible : la malade était devenue folle! Avec une force incompréhensible, elle sauta hors du lit (9 octobre 1843), frappa des pieds et des mains autour d'elle, à tort et à travers ; ses yeux luisaient d'un feu terrible ; elle chantait et riait convulsivement ; en un mot, elle était en proie à une folie furieuse ; on dut mettre en usage la force pour la maîtriser.

Cette femme qui, comme je l'ai dit, était d'une respectable famille d'artisans, et d'ailleurs fort réservée, et avait tenu jusque-là énormément à la considération, rejeta toute pudeur, se mit nue devants ses enfants déjà grands, sa mère septuagénaire, son mari et nous tous, fit les gestes les plus lascifs en proie à une excitation génésique contre nature à laquelle elle n'avait jamais été livrée. Elle prit les poses les plus obscènes et fit les propositions les plus carrées aux hommes présents à cette scène en les invitant au coït. Nulle représentation ne put ramener l'infortunée à la raison et, même après que l'exaltation eut diminuée et que, épuisée au plus haut degré, on l'eut déposée sur le lit, elle était encore sous le coup d'une complète aberration de l'intelligence, malgré la dépression où elle était plongée, comme en témoignait le chaos de ses paroles et de ses pensées les plus incohérentes. A l'ecclésiastique qui lui parlait et l'exhortait, elle raconta les choses les plus absurdes, récitant des psaumes et des refrains des rues dans un chant criard. Elle donna à chacun de nous un surnom et renchérit encore sur toutes ses folies.

Le repos lui revint, grâce à l'administration de quinze gouttes de laudanum et à des fomentations froides sur la tête. Elle recommença cependant le lendemain cette scène lamentable jusqu'à ce que la mort arriva vers midi (10 octobre) par suite de l'épuisement.

L'autopsie ne put être faite, mais il est fort probable qu'ici, comme dans les observations précédentes, on n'aurait pas trouvé de lésion anatomique du cerveau, si ce n'est la décoloration due à l'anémie complète de l'organe.

L'observation suivante, que nous avons trouvée dans le N° 130 de l'*Union médicale* de 1877, a été également publiée par M. Peter. Elle a pour sujet une femme atteinte de manie aiguë à tendance homicide.

Obs. IX. — Une jeune femme, atteinte de phthisie chronique fébrile continue à la période de marasme, et qui semblait assez indifférente aux questions qu'on lui posait, se leva tout à coup la nuit et se précipita sur sa voisine qu'elle essaya d'étrangler en la prenant à la gorge. On parvint, non sans peine, à dégager la victime des mains de cette femme. Le lendemain, elle était impassible et silencieuse, ne répondant pas aux questions qu'on lui adressait.

Elle refusa toute espèce de nourriture pendant la journée. La nuit, la veilleuse la surprit en train de s'étrangler à l'aide d'un garrot qu'elle avait confectionné elle-même pendant la journée en nouant, les uns aux bouts des autres, de petits lambeaux de toile, ce qui démontrait à la fois sa patience et la ténacité de ses idées homicides, que d'autrui elle retournait sur elle-même.

Elle succomba quatre jours après, n'ayant consenti à prendre que quelques gorgées de tisane ou de lait.

Son cerveau ne présentait aucune lésion apparente, soit dans ses méninges, soit dans ses circonvolutions, ni injection, ni épaississement, ni adhérence des premières; ni injection, ni ramollissement des secondes. Il y avait anémie, mais pas plus prononcée qu'on ne l'observe en ces cas de tabes pulmonaire.

Nous voyons donc, d'après les observations que nous avons pu recueillir, que l'on ne peut pas assigner à la folie des phthisiques un caractère particulier. Comme elle dépend le plus souvent, ainsi que nous le verrons dans le chapitre suivant, de la prédisposition individuelle ou des émotions morales antérieures de chaque malade, et que ces impressions sont le plus souvent de nature dépressive; on pourrait admettre que la plupart du temps elle revêt la forme mélancolique ; mais encore une fois on ne peut l'affirmer pour tous les cas, car on peut rencontrer tous les genres d'aliénation mentale.

Durée. — La durée de la manie terminale des phthisiques ne peut être exactement déterminée. Tantôt la mort arrive un jour ou deux après l'explosion de la folie, tantôt au bout d'un mois, rarement davantage. D'une manière générale, on peut dire que la manie apparaît toujours peu de temps avant le dénouement fatal, dans un délai qui varie entre quelques jours et un mois. La durée dépend aussi de l'intensité des troubles psychiques. Plus ces accidents sont intenses, plus vite survient la mort. C'est en effet chez nos malades atteints de mélancolie et d'un délire doux et tranquille, que la mort s'est fait attendre le plus longtemps; tandis que chez la femme citée dans l'observation IX, où la manie était furieuse et à tendance homicide, le terme fatal est arrivé au bout de quatre jours.

Une question importante à traiter encore ici a trait au diagnostic différentiel de ces troubles psychiques avec le délire symptomatique des maladies de l'encéphale ou des méninges, ou même le délire essentiel dû à l'état fébrile qu'on rencontre à la fin de la phthisie.

Tout d'abord, nous pouvons éliminer la première forme de ce délire dû à des lésions de l'encéphale ou des méninges. Ces maladies se présentent en effet avec un tout autre cortége de phénomènes que ceux que nous avons remarqués dans nos observations précédentes, phénomènes caractérisés par des troubles du côté des différents organes ou des autres appareils de l'économie.

Il est vrai qu'on a noté parfois du délire furieux sans autre symptôme dans des cas d'encéphalite. Telle est l'observation rapportée par Plettinck, qui trouva à l'autopsie d'un phthisique furieux un abcès unique du volume d'un œuf de pigeon, siégeant au tiers antérieur et supérieur de l'hémisphère gauche, et dont l'ouverture donna lieu à l'écoulement d'un pus épais et verdâtre; autour du foyer existaient des signes d'un travail inflammatoire local; mais alors le délire furieux était dû à la lésion du cerveau et n'était autre que du délire congestif dont il nous reste maintenant à faire le diagnostic,

Morel, dans son Traité des maladies mentales (t. I, p. 125), établit ainsi la différence entre le délire fébrile et le délire de l'aliénation mentale : « Le délire pour être considéré comme symptôme essentiel de la folie, doit avoir un type de continuité et présenter dans son ensemble les éléments d'une certaine systématisation de conceptions délirantes; le délire fébrile au contraire, ne se systématise pas. Les images qui vous obsèdent et vous tourmentent semblent être poussées les unes devant les autres comme les flots impétueux d'un torrent. L'attention et le jugement qui supposent le pouvoir de s'arrêter à une idée et d'en tirer des conséquences, ne peuvent s'exercer en aucune manière, et tous les efforts du malade pour repousser une idée qui l'obsède ne tendent qu'à la faire tourner dans un cercle fatal où le malheureux, que la fièvre dévore, perd le sentiment de sa personnalité et devient le sujet de mille et mille hallucinations bizarres. »

Dans nos observations I et V où nous avons noté une fièvre continue intense, nous ne pouvons attribuer les troubles psychiques à l'état fébrile des malades. Ceux-ci, en effet, offraient une grande systématisation dans leurs conceptions délirantes, systématisation qui tendait toujours vers une idée fixe où les malades se complaisaient à revenir sans cesse. Du reste, leur délire était calme et ne présentait pas ce caractère d'excitation qui appartient en propre au délire fébrile. Donc, tout en voulant bien admettre, ce qui n'est pas démontré, que l'hyperthermie produit le delire, nous pouvons affirmer que les troubles de l'intelligence présentés par nos malades n'étaient pas dus à du délire fébrile, mais à une véritable aliénation mentale dont nous devons essayer maintenant de donner l'étiologie et la pathogénie.

Mais auparavant, nous devons encore élucider un point important qui concerne les rapports de la manie avec la marche de la phthisie.

Nos devanciers, en effet, avaient jusqu'à présent été frappés de l'alternance des symptômes cérébraux avec les manifestations pulmonaires. Ils avaient remarqué que les signes de tuberculose s'amendaient quand apparaissaient les phénomènes cérébraux et réciproquement, quelques-uns avaient noté que les troubles psychiques diminuaient, tandis que l'affection des voies respiratoires faisait des progrès. Or, ces faits se rapportent aux troubles légers de l'intelligence qui se montrent dans le cours de la tuberculose. Néanmoins nous ne pouvons nier que certains symptômes, tels que toux et expectoration, diminuent et même cessent à peu près complètement au moment de l'apparition des phénomènes cérébraux. Dans ces cas, comme le dit Griesinger, les phénomènes subjectifs diminuent, tandis que les signes physiques peuvent être constatés comme auparavant. Le plus souvent les deux affections marchent parallèlement l'une à l'autre. Ce qui a fait dire que l'affection pulmonaire était atténuée par l'apparition des troubles cérébraux, c'est que ceux-ci faisaient oublier momentanément l'affection des voies respiratoires. Pour nous, nous partageons l'avis de M. le professeur Peter, qui prétend que les lésions pulmonaires ne sont pas arrêtées dans leur marche par l'explosion des troubles psychiques. D'ailleurs nos observations tendent à montrer que les accès de manie aiguë apparaissent à la fin de la phthisie, et comme les malades que nous citons ont succombé dans un bref délai, non pas aux symptômes cérébraux mais à l'affection pulmonaire, il nous paraît tout démontré que les deux affections, cérébrale et pulmonaire, ont progressé ensemble sans que l'une portât obstacle à l'autre dans son évolution.

ETIOLOGIE ET PATHOGENIE.

La folie terminale, survenant à la fin de la phthisie, ne se présente pas comme une circonstance fortuite ou comme une maladie concomitante tout à fait indépendante de l'affection initiale; elle est au contraire une conséquence de la cachexie et du marasme dans lesquels sont tombés les malades, et sa pathogénie est assez complexe.

Ceux qui, avant nous, ont étudié les troubles psychiques chez les phthisiques, ont noté, à l'autopsie, de nombreuses lésions anatomiques de l'encéphale, à l'aide desquelles ils expliquaient la production des accidents cérébraux. Dans la thèse de Hahn (1) par exemple, nous lisons des observations où l'on trouva à l'autopsie de phthisiques devenus fous, des lésions des méninges ou du cerveau consistant en méningite et abcès du cerveau.

L'hydrocéphalie interne et externe a été considérée également comme la cause d'accès de manie. Il en est de même de la thrombose des sinus de la dure-mère et de l'œdème des méninges et du cerveau qui produirait du délire et des phénomènes d'excitation.

Sans entrer dans le détail de ces lésions anatomiques, qui, on le comprend, peuvent produire des troubles cérébraux, depuis le délire tranquille,

(1) Hahn. Des complications qui peuvent se présenter du côté du système nerveux dans la phthisie pulmonaire chronique, 1874.

jusqu'à la manie furieuse; nous devons passer immédiatement à l'étude des causes des troubles psychiques chez des malades où l'on ne trouva, pendant la vie, aucun autre symptôme de maladie de l'encéphale, ou, après la mort, aucune lésion anatomique appréciable, comme dans les observations que nous avons rapportées précédemment.

Sc. Pinel (1), concluait dans sa thèse que l'aliénation reconnaissait quelquefois pour cause des maladies aiguës, chroniques ou organiques plus ou moins éloignées du cerveau, et parmi lesquelles se trouve la phthisie pulmonaire, et qu'alors elle était symptomatique. Griesinger et avec lui tous les psychiâtres sont maintenant de cet avis que la phthisie pulmonaire, surtout à la fin, peut causer la folie, mais aucun n'en a donné la pathogénie.

Lynch, renouvelant les idées d'Hippocrate, faisait des troubles psychiques une métastase de l'action morbide du poumon sur le cerveau, sans donner d'autre explication. Wallach émettait cette idée toute théorique que la cause des accidents cérébraux résidait dans un désordre des centres nerveux, dû à une irritation des nerfs du plexus pulmonaire.

Or les véritables causes semblent siéger en première ligne dans les troubles de la circulation cérébrale. Telle est ainsi l'opinion de Bourreau (2) qui mentionne la lésion du liquide circulatoire comme la principale

(1) Lc. Pinel. Thèse de Paris, 1819.

(2) Bourreau. Ann. médic., psych., 555, 2e série, t. VI.

cause des désordres nerveux. Ces troubles de la circulation peuvent être de deux sortes : ou des phénomènes d'hyperémie ou des phénomènes d'anémie. Les premiers ont, à notre avis, une importance minime comme cause productrice des troubles intellectuels dans la phthisie. On comprend en effet assez difficilement que dans une maladie aussi longue que la phthisie pulmonaire, où la cachexie et le marasme atteignent un si haut degré, on trouve de la congestion encéphalique, capable de se traduire au dehors par de l'excitation intellectuelle, délire et même manie.

Cependant Bergmann et Burckart prétendent que les accès congestifs ne sont pas rares chez les phthisiques. Ils les considèrent comme expliquant le mieux les accès de manie, et ils trouvent ainsi dans ces attaques l'explication du délire furieux et des accès de manie aiguë qui succèdent souvent au délire calme et habituel aux phthisiques, ou qui, à un moment donné, se substituent à la mélancolie persistante qu'ils avaient montrée jusque là.

Pour nous, sans vouloir critiquer cette opinion, nous accordons une plus large part à l'anémie cérébrale ; celle-ci, en effet, se rencontre toujours chez les tuberculeux, et, à plus forte raison chez les phthisiques.

Et quels sont les caractères de l'anémie cérébrale dans le cours de la phthisie pulmonaire ?... Ces caractères portent à la fois sur la quantité et sur la qualité du sang.

La quantité de sang peut être diminuée de deux

manières : par suite des hémoptysies fréquentes dont sont atteints les malades, et par amoindrissement des fonctions respiratoires.

Les hémoptysies paraissent, au premier abord, entrer pour une faible part dans la production de l'anémie cérébrale. Cependant, quand il s'agit d'individus affaiblis et anémiés, la plus légère perte de sang détermine, inévitablement les manifestations de l'anémie cérébrale. Telle est, du moins, l'opinion de M. Potain. L'amoindrissement des fonctions respiratoires résulte de la diminution du champ de l'hématose. Elle produit l'anémie quantitative et qualitative : 1° Quantitative, en ce sens qu'il y a gêne de l'hématopoïése et diminution de la quantité plasmatique du sang; 2° qualitative, parce que, outre cette diminution du plasma du sang, il y a introduction dans le sang d'éléments viciés ou défectueux, en même temps que, la plupart du temps, le rein est le siége d'une perte d'albumine (2). L'inanition agit encore pour produire l'anémie en général. Elle résulte, chez les phthisiques, de la dyspepsie habituelle, et de la difficulté de l'absorption. L'inanition apparait toujours, car bien qu'on nourrisse les malades, et quelle que réconfortante que soit l'alimentation, elle est toujours insuffisante à réparer les pertes incessantes causées soit par une fièvre plus ou moins intense, soit par une

(1) Potain. Art. Cervean in Dict. encycl. des sc. médic., 1re série, t. XIV, p. 246, 1873.

(2) Peter. De la tuberculisation en général. Paris, 1866.

expectoration abondante, des sueurs profuses, et de la diarrhée.

Or, quels sont les signes de l'anémie cérébrale? Les malades affectés d'anémie cérébrale chronique ont une grande répugnance pour l'activité intellectuelle et tout ce qui exige un certain effort de mémoire ou de conception; ils délirent aisément. Les sensations sont moins nettes. Il leur survient aisément des vertiges, des illusions, ou même des hallucinations véritables.

L'inanition produit également du délire (1). Il ressemble beaucoup au délire produit par anémie cérébrale; c'est un délire doux, tranquille, où le malade est en proie à de nombreuses hallucinations.

Toutefois, même par leur combinaison, l'anémie et l'inanition ne sont pas suffisantes pour produire la manie. S'il en était ainsi, il n'y aurait pas de raison pour que tous les phthisiques ne devinssent fatalement fous quelque temps avant la mort. On est donc forcé d'admettre un autre ordre de causes qui sont les plus importantes. Ces causes sont inhérentes à chaque individu en particulier et dépendent de sa constitution nerveuse et de ses conditions d'existence antérieure.

La constitution nerveuse, appelée aussi faiblesse irritable, joue ici le principale rôle comme cause de la folie. Griesinger la définit ainsi : une dispropor-

(1) Becquet. Délire d'inanition dans les maladies, in Arch. gén. de méd., 6e série, t. VI, p. 160 et 303, 1866.

tion entre la réaction et l'irritation; c'est-à-dire que pour une faible irritation du système nerveux il en résulte une réaction trop forte. Chez ces individus, il y a une grande tendance à la douleur morale ; tout les émeut, les afflige ; la volonté est faible, inconséquente; les efforts manquent d'énergie. Du côté de l'intelligence, on remarque chez eux, tantôt un esprit vif et superficiel, mais ne s'appliquant à aucun travail d'une façon soutenue. Tel est le cas du malade cité dans notre observation II, dont l'intelligence ne pouvait se fixer à rien, à qui l'étude était impossible autant qu'odieuse, qui gaspillait sa santé comme homme du monde et son intelligence comme homme d'esprit. Tel était également le malade de l'observation III, dont toute l'existence fut d'un fou. Follement il dépensa sa fortune comme sa santé, et son cerveau était depuis longtemps affolé quand, le marasme aidant, la manie s'en empara.

Ces individus sont des extravagants, et la folie qui survient n'est que l'exagération des défauts fondamentaux du cerveau.

On comprend facilement que le moindre dérangement de la santé physique peut être très-dangereux pour ces natures excentriques qui n'ont aucune cohésion, et faire développer chez elles le germe préexistant de la folie.

Cette prédisposition à la folie est ou congénitale ou bien acquise. Dans ce dernier cas, elle apparaît sous l'influence d'une émotion morale profonde déprimante, d'un chagrin par exemple; et, à ce propos, nous citerons une colère subite, une frayeur, un chagrin provenant de la perte d'une personne aimée, d'un revers de fortune; une ambition déçue, un amour malheureux, etc., toutes circonstances qui peuvent modifier le caractère en provoquant une irritation violente du cerveau. Tel est encore ici le cas de la femme qui fait le sujet de notre observation I. A la suite de la perte de sa fortune, de la mort de sa mère, et de la séparation de son mari, elle avait ressenti un fort ébranlement de ses fonctions cérébrales, lequel avait provoqué un changement complet dans son caractère qui, au dire de ses parents, était devenu difficile et irritable.

La constitution nerveuse, qu'elle soit acquise ou congénitale, est donc très-proche de la folie, et même chez de certains individus où elle est poussée très-loin, elle peut faire éclater des accès de manie aiguë, sous le prétexte le plus futile en apparence, mais, en général, elle ne produit pas à elle seule la folie.

D'un autre côté, l'anémie et l'inanition apparaissant à la fin de la phthisie, ne sont pas également suffisantes pour produire la manie, puisque, dans ces conditions, tous les phthisiques, comme nous l'avons déja dit, deviendraient fous; mais en combinant ces deux ordres de causes, l'étiologie et la pathogénie de la manie terminale chez les phthisiques se trouvent tout naturellement expliquées. On conçoit en effet, que si le cerveau, chez des individus prédisposés, se trouve dans un état d'excitation permanente exagérée, ses fonctions deviennent anéanties ou perverties sous l'influence de la cachexie et du marasme qui surviennent à la période ultime de la phthisie, en produisant la dénutrition complète de l'organe.

Il est des cas, cependant, où la prédisposition individuelle et les troubles de la circulation encéphalique n'agissent que comme causes occasionnelles, et alors la maladie n'éclate que sous l'influence d'une cause déterminante qui est, le plus souvent, une douleur physique produite par une lésion organique siégeant à n'importe quelle partie du corps.

Dans l'observation II, nous voyons des sensations anales réelles être le point de départ de la manie, et de même dans l'observation III, la douleur causée par un abcès à la marge de l'anus, impressionna si péniblement le cerveau, qu'elle détermina chez ce malade l'explosion de la folie.

Comme dernière remarque, uous avons à faire observer l'influence de la cause déterminante de la folie sur le sujet des conceptions délirantes, que cette cause soit physique ou morale.

En effet, la cause déterminante est toujours une sensation quelconque, qui, en impressionnant trop vivement le cerveau, déja affaibli auparavant, produit l'explosion de la folie. Or, l'idée produite par cette sensation est d'habitude, l'idée prédominante vers laquelle le malade se plait à revenir sans cesse dans son délire, qui, lui-même, revêt des caractères différents, suivant que cette idée se rapporte à des sujets différents. En un mot, la manie ne serait que l'exagération poussée au dernier degré, des idées fournies par les sensations et les émotions qui ont déterminé la folie.

Pour confirmer cette assertion, repassons en revue nos observations en étudiant les antécédents et les causes déterminantes des troubles psychiques de nos malades.

1° Chez la femme B... de l'observation I, la folie était survenue à la période ultime de la phthisie, sous l'influence de l'ébranlement produit dans ses fonctions cérébrales par l'émotion occasionnée par la séquestration de son mari. Or, cette idée avait prédominé dans son délire terminal, qui avait pris la forme de délire des persécutions.

2° Chez le malade de l'observation II, l'impression, produite sur le cerveau par des sensations anales réelles, fut tellement exagérée, qu'elle atteignit le degré de la folie, qui prit un caractère particulier. C'est alors que le malade s'imaginait avoir perdu « son fondement; » idée qui se continuait chez lui avec l'idée de la cause déterminante.

3° Chez le malade de l'observation III, une douleur anale fut le point de départ de la folie, pendant laquelle l'idée de la douleur à l'anus du début lui fit penser à ses intestins. Ceux-ci, qu'il croyait dérouler, lui avaient fait naître l'idée de reptiles, celle-ci, de vers, et enfin cette dernière, de vermine.

Comme la perte de sa fortune faisait partie des causes de sa folie, il s'imaginait qu'on lui devait de l'argent. Puis, l'idée de son oppression lui faisait croire qu'on tentait de l'étrangler. Ici, nous avons à noter, en plus, la logique de raisonnement et l'association des idées chez ce malade; logique particulière aux aliénés et qui suffit pour différencier l'aliénation mentale de toute autre espèce de délire.

Dans l'observation V. le malade, dont les chagrins domestiques avaient déterminé les troubles cérébraux, était encore sous l'impression de ces chagrins, dans sa folie qui avait pris la forme de délire des persécutions.

En résumé, si l'on recherchait, dans tous les cas de manie survenant chez les phthisiques, les antécédents et les causes déterminantes de ces accidents, on arriverait presque toujours à ces conclusions; que par exemple : telle phthisique folle à tendance homicide avait une violence de caractère habituelle, et que telle autre, érotomane dont on nous dit qu'elle avait toujours eu des mœurs régulières en public, était, dans le particulier, plus sensuelle que de raison.

CONCLUSIONS.

Dans ce travail, nous avons voulu établir les propositions suivantes :

1° On rencontre quelquefois, à la période ultime de la phthisie pulmonaire chronique, des troubles psychiques d'une grande intensité qui apparaissent dans un délai variant entre un mois et quelques jours avant la mort.

2° Ces accidents consistent en véritables accès de folie, qui ne revêt aucune forme particulière.

3° En général, la cause déterminante forme le sujet des conceptions délirantes.

4° Ces accidents reconnaissent pour causes, non pas des lésions organiques appréciables de l'encéphale, mais des troubles de la circulation cérébrale, dus à l'état cachectique des malades et à une prédisposition inhérente à chaque individu.

5° La manie terminale ne gêne en rien l'évolution de l'affection pulmonaire qui marche aussi vite vers son terme fatal.

Paris. — A. PARENT, imp. de la Faculté de Médecine, r. M.-le-Prince, 29-31.

www.ingramcontent.com/pod-product-compliance
Lightning Source LLC
LaVergne TN
LVHW012016160826
845678LV00002B/859

* 9 7 8 2 3 2 9 6 6 2 6 5 7 *